AF299500

Dr Jules LABOURÉ

(D'AMIENS)

ŒSOPHAGOSCOPIES

POUR

CORPS ÉTRANGERS

MONTDIDIER

IMPRIMERIE J. BELLIN

1911

ŒSOPHAGOSCOPIES

POUR

CORPS ÉTRANGERS

Dr LABOURÉ (d'Amiens).

I

Les méthodes endoscopiques gagnent du terrain chaque jour. Les chirurgiens pratiquent couramment la cystoscopie et la rectoscopie. Malgré des difficultés plus grandes, il en sera bientôt de même de l'œsophagoscopie qui, pour l'opérateur entraîné, se fait avec la même sécurité que l'introduction d'un abaisse-langue. A quoi tient cette vulgarisation de l'exploration instrumentale ? A l'éducation technique de la génération actuelle et au perfectionnement des instruments.

Ce procédé d'examen sera d'autant plus courant que l'œsophagoscope sera manié plus souvent, dans tous les troubles dysphagiques, que ceux-ci soient dûs à une affection du médiastin, à des lésions gastriques, à des lésions organiques de l'œsophage, à de simples troubles fonctionnels de ce canal, et surtout aux corps étrangers.

Position du sujet. — Des trois positions : assise, latérale ou dorsale, cette dernière doit être préférée. C'est la moins fatigante pour le sujet et la plus commode pour l'immobilisation. Si le malade présente une légère cyphose, il est encore possible de mettre la cavité buccale dans le prolongement du tube œsophagien par inclinaison uni-latérale de la tête et rotation dans le même sens. Une seule fois nous avons éprouvé une grande difficulté, chez un menuisier âgé qui présentait une cyphose cervicale très prononcée.

Anesthésie. — Pour diminuer l'excitation et l'hypersécrétion salivaire cocaïnique, on pratique 1/4 d'heure avant l'intervention une injection d'atropo-morphine. Cette injection suffit à un simple examen. Pour l'extraction d'un corps étranger la narcose s'impose. Ici, opérateur et anesthésiste se gênent mutuellement, aussi les procédés d'anesthésie générale tels que les injections intra-veineuses de chloroforme, les injections sous-cutanées de scopolamine-pantopon, seront bien accueillies par nous.

L'éclairage. — Les procédés peuvent se ramener à 3 :

1º *Américain* (Cauzard, en France). La petite lampe fixée au bout d'une longue tige est au voisinage de l'extrémité œsophagienne du tube, procédé défectueux en cas d'écoulement, d'hémorragie et de corps étranger, car la lampe gêne les manœuvres.

2º *Allemand* (Killiam, Brüenings). La lampe est fixée en projecteur à quelque distance du tube ; la vision est nette, mais les pinces doivent avoir une longueur proportionnée à celle du tube.

3º *Français* (Guisez). Le miroir à long foyer, à vision monoculaire, avec une lampe de 12 volts, bien réglée, et même le simple miroir de Clar, sont plus simples et préférables.

4º Les *tubes courts et larges* facilitent les interventions, mais ces conditions favorables ne peuvent être réunies qu'en cas de corps étranger voisin de l'extrémité supérieure de l'œsophage. Le tube de 11 à 13 millimètres de diamètre permet une bonne vision et de bonnes manœuvres, à toutes distances.

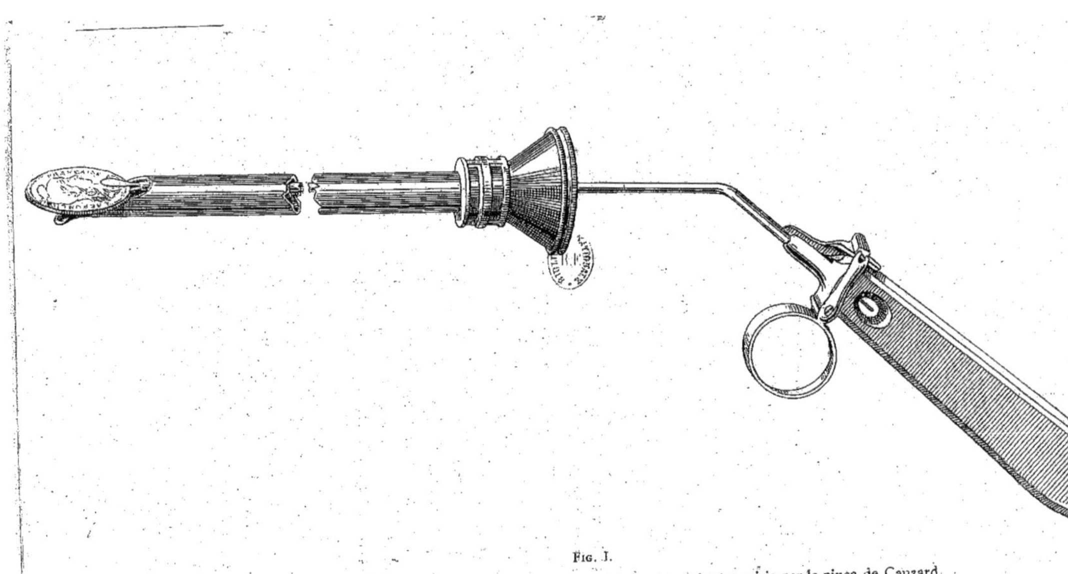

Fig. 1.

La pièce de monnaie soulevée par le tube pharyngé à biseau est aisément saisie par la pince de Cauzard.

La technique. — Les instruments sont à portée de la main droite de l'opérateur qui va pénétrer par la commissure droite du sujet. L'ouvre-bouche de Vacher est appliqué entre les arcades gauches où il ne gênera pas. Dans les cas de corps étrangers, aucune sonde ne sera introduite pour situer la position du corps étranger : s'il est métallique la radiographie l'a déjà révélé ; dans le cas contraire, le diagnostic de la position doit se faire d'abord avant le traitement.

L'introduction du tube peut se faire par le toucher sur la pulpe de l'index-gauche ; celui-ci ayant au préalable senti les arythénoïdes et s'étant fixé dans le sinus piriforme gauche (Guisez). Il nous paraît plus sûr et moins dangereux de se guider par la vue, surtout en cas de corps étranger haut placé. Le tube est porté sur la ligne médiane de la langue ; il rencontre l'épiglotte, franchit celle-ci, passe derrière les arythénoïdes, et se porte en arrière tandis que l'opérateur relève le pavillon et voit la fente transversale de la bouche œsophagienne. Il pèse légèrement sur cette fente en s'aidant de la cocaïne et un peu à droite de la ligne médiane. Le tube rencontre alors l'obstacle du chaton cricoïdien qu'il franchit. Il se place alors sur la ligne médiane et d'étapes en étapes, grâce à la cocaïne, il atteint le corps étranger.

Chez le malade de l'observation 6, une dent de râtelier, se présentait à découvert, juste à l'entrée de la bouche œsophagienne, solidement fixée par le spasme sphinctérien. Le tube n'eut pas à pénétrer dans l'œsophage ; il me suffit d'attendre le relâchement du muscle sphinctérien.

Dans le cas contraire, arrivé sur le corps étranger, on le trouve fixe et immobile. Si c'est une pièce de monnaie, un corps régulier, on cocaïnise toujours du même côté pour faire tomber le spasme. Celui-ci persistant au contraire du côté opposé, servira à empêcher le corps étranger de s'avaler.

Il suffit d'attendre patiemment le moment opportun, surveillant le corps, la pince prête à le saisir. Je ne puis mieux comparer le rôle de l'opérateur dans ce temps délicat qu'à celui du chasseur à l'affût qui attend le moment opportun pour tirer le gibier. Ce moment peut ne durer qu'une seconde. L'opérateur doit extraire le corps étranger entre le court instant où il se mobilise et celui où il s'avale à nouveau ; avant c'est trop tôt, il tire en pure perte ; après, c'est trop tard, le corps étranger a fui. Le mieux est de s'assurer une bonne prise et d'attendre patiemment que l'œsophage abandonne sa proie.

Ces principes vont être applicables aux corps étrangers à arrêtes vives (râteliers) ; ceux-ci ne sont jamais en position transversale, mais plus souvent verticale ou oblique. Nous n'avons pas le choix entre les deux commissures ; il faut s'attaquer à l'extrémité supérieure. Les renseignements radiographiques nous sont fort précieux, ainsi que le prouve mon observation 5.

La muqueuse de l'extrémité supérieure est cocaïnisée avec un porte-coton exprimé pour éviter les projections du liquide à distance. A chaque minute une nouvelle application est répétée ; au bout de 10 minutes l'absorption est faite ; la contracture disparaît ; la paroi est flasque, le corps étranger est mobilisable. Avant ce moment, il est bon d'avoir introduit le tube à valve mobile de Guisez ; les valves en s'écartant libèrent l'extrémité supérieure du dentier que la pince peut saisir. La partie inférieure tient encore ; il faut cocaïniser largement, puis s'assurer une bonne prise du dentier qu'il faut amener dès que le muscle œsophagien se relâche.

Statistique. — Les 6 corps étrangers que nous présentons se répartissent ainsi : 2 râteliers, un sifflet bi-convexe, une pièce de 10 centimes, une fausse pièce de 20 francs, une breloque.

Trois de ces corps seulement ont été amenés au dehors :

un râtelier, le sifflet et la pièce de 10 centimes. La fausse pièce d'or et la breloque ont été rendues 48 heures après avec quelques coliques. Le râtelier avalé n'a été découvert dans les selles que le 17ᵉ jour par le malade.

Conclusions. — L'œsophagoscopie s'adresse à tous les corps étrangers, aux corps réguliers, comme les pièces de monnaie pour exercer la main de l'opérateur, comme aux corps d'extraction difficile, comme les râteliers. Elle est d'une inocuité complète entre des mains exercées et prudentes. Même si, exceptionnellement, l'œsophagotomie ou la gastrotomie sont indiquées, l'œsophagoscopie vient à leur aide et emprunte la voie artificielle directe ou rétrograde, créée par le chirurgien.

Ces interventions chirurgicales d'ailleurs se répéteront de plus en plus à mesure que les œsophagoscopistes seront plus habiles. C'est dans le perfectionnement de la méthode et de l'opérateur, plus que dans celui des appareils, qu'il faut attendre les succès futurs. La nature, la position de chaque corps étranger et l'âge du sujet, commandent une technique différente. Le jour prochain où les résultats obtenus seront en nombre suffisant, il existera un véritable code de tours de mains répondant à tous les cas.

Le Professeur Mourel (de Montpellier), fait la réserve suivante : « Il peut y avoir des cas où même sous endoscopie, un corps étranger ne pourra être enlevé de l'œsophage si sa conformation et son volume ne le permettent pas ». Cette réserve est peut-être acceptable aujourd'hui, mais elle sera infirmée demain par la réalité des faits. Ce qu'un spécialiste n'a pu faire en une première séance, il le fera au moment de la seconde : affaire de technique et de patience.

OBSERVATIONS

OBSERVATION I. — *Un sifflet métallique.*

Jean P., 6 ans, de Germaine (Aisne), est adressé en janvier 1907, par le Dr Puche (d'Athies) pour pratiquer l'extraction d'un corps étranger de l'œsophage avalé depuis quelques jours. Il s'agit d'un sifflet discoïdal, du diamètre d'une pièce de cinq centimes. Il a été nettement reconnu à la radioscopie faite à Saint-Quentin qu'il se trouve placé à la hauteur du sternum. Plusieurs tentatives ont été faites au crochet de Kirmisson, le sifflet était mobilisé par le crochet, mais arrivé derrière le chaton cricoïdien, il s'y arrêtait faisant déraper le crochet. L'enfant est endormi au chloroforme. Un tube œsophagoscopique de 10 m/m. de diamètre est introduit dans l'œsophage et à 16 c/m. de l'arcade dentaire, il rencontre le corps étranger. Celui-ci est amené par les mouvements du tube en bonne position, puis saisi avec la pince. L'ensemble est retiré, mais arrivé derrière le chaton cricoïdien, nouvel arrêt. La pince dérape aussi. Une seconde prise est effectuée, mais la pince trop tendue se casse. Le crochet de Kirmisson introduit alors répète les manœuvres de mes confrères de Saint-Quentin. Il remonte le crochet jusqu'au chaton, mais là il dérape. Deux fois le même fait se reproduit. Nous procédons alors autrement ; nous amenons avec le crochet le sifflet tout contre le cricoïde, et nous l'y maintenons, le crochet formant pour ainsi dire cale. Puis avec la pince laryngienne de Vacher, nous allons saisir le corps ; cette pince étant résistante permet une forte prise. On extrait ainsi le corps par emploi combiné de la pince qui tire et du crochet qui continue à pousser l'objet de bas en haut. Ce procédé non classique valait d'être rapporté.

OBSERVATION II. — *Une petite broche.* (Observation communiquée à la Société Médicale d'Amiens, par Raymond Corbin, interne des Hôpitaux).

Le 12 décembre 1909 Mademoiselle Frayer Suzanne (de Sentelie) jouait avec une petite breloque dont chaque angle était armé d'un

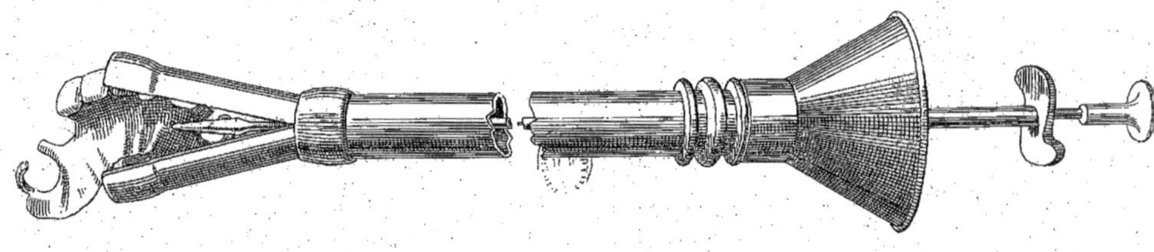

Le tube à valves de Guisez dissimule les aspérités du corps étranger qui ne pourra ainsi offenser la muqueuse de l'œsophage.

crochet, quand tout à coup elle l'avale. Au bout d'un mois les parents inquiets viennent consulter à l'Hôtel-Dieu. Le Dr Boussavit tente l'extraction avec le crochet de Kirmisson, mais il a à peine un léger contact métallique ; le corps est toujours là, car la radioscopie faite par le Dr Degouy le signale à la hauteur du manubrium du sternum.

Je suis invité à pratiquer une œsophagoscopie. Sous chloroforme après cocaïnisation, j'introduis dans l'œsophage un tube de 11 m/m. de diamètre qui s'arrête sur un corps d'aspect grisâtre, encastré dans la muqueuse. Ce corps est saisi à maintes reprises, mais à cause de ses aspérités ne peut être amené ; on retire le tube, puis on le réintroduit, espérant que l'action prolongée de la cocaïne permettra l'extraction. En fait, le corps s'était avalé déjà dans l'estomac, ce qui fut démontré quelques jours plus tard par Guisez, à qui on conduisit la malade. Seule persistait une petite ulcération aux lieu et place du corps étranger. La petite malade quelques jours après se plaignit de coliques dans la fosse iliaque droite ; le corps passait sans doute à la valvule de Bauhin. On omit de faire les recherches habituelles dans les selles, et la breloque fut perdue.

OBSERVATION III. — Une pièce de 10 centimes.

Robert W., 12 ans, avale le 26 juillet 1909 un décime. Il est pris de suite de spasmes violents qui l'effraient, et court prévenir ses parents qui appellent le Dr Philippet (de Saint-Just). Celui-ci fait radioscoper l'enfant par le Dr Perdu, et me l'amène pour l'extraction. A 8 heures du soir sous éther, la pièce est extraite avec le tube pharyngien taillé en biseau. L'intervention, non compris l'anasthésie, a demandé 4 ou 5 minutes. On voit par là que l'œsophagoscopie n'est pas inférieure au crochet de Kirmisson, même en cas de pièces de monnaie.

(Ce cas a été présenté à la Société Médicale de Picardie).

OBSERVATION IV. — Un râtelier.

Monsieur C., (de Beaudéduit) est adressé au Docteur Pauchet pour œsophagotomie externe par les D^{rs} De Saint-Fuscien et Frigaux (de Grandvilliers). La radiographie montre le dentier sous forme de triangle, de champ au niveau de la première et de la deuxième dorsale. On estime à 21 centimètres environ sa distance de l'arcade dentaire. Le sujet est anesthésié ; on descend sous le contrôle de la vue un tube de 25 centimètres de long et 11 millimètres de diamètre, et on rencontre en effet le corps du délit à 22 centimètres, à droite un crochet encastré dans la paroi et à gauche une dent qu'on aperçoit avec le porte-coton. On cocaïnise abondamment. On fait plusieurs prises, une dizaine, mais on ne mobilise pas le corps ; il semble bien céder de quelques centimètres, mais c'est une illusion due à la laxité de l'œsophage. On cocaïnise de nouveau, on refait une nouvelle prise qui dérape, et tout-à-coup on voit le râtelier descendre, s'avaler, et un tube promené dans toute la longueur de l'œsophage ne le rencontre plus. Il fallait ici cocaïner surtout à droite, au niveau du crochet, attendre patiemment, mobiliser ce crochet, harponner le corps et attendre le relâchement total du spasme. Le tube à valves de Guisez nous aurait facilité les manœuvres. Le râtelier fut retrouvé le 17e jour dans les fèces.

OBSERVATION V. — *Une fausse pièce de 20 frs.*

Mademoiselle P., 5 ans, (de Boulogne-sur-Mer) avale le 25 mai 1910 une fausse pièce de 20 francs. Le Dr Debuschère et le Dr Decréquy (de Boulogne) me prient de l'extraire par œsophagoscopie.

Le 26 mai, après anesthésie successivement à l'éther et au chloroforme, on pénètre avec un tube de 28 c/m. de long et de 9 m/m. de diamètre, et à 21 c/m. de l'arcade dentaire on aperçoit la tranche grisâtre de la pièce, recouverte de mucus, on la saisit de suite, elle ne vient pas. On cocaïnise largement et au hasard. On va tenter une nouvelle prise, mais la pièce est déjà avalée.

Chez l'enfant surtout, la muqueuse a une grande facilité d'absorption, se cocaïnise très vite. Il importe de localiser l'action de la cocaïne avec un porte-coton exprimé, à l'extrémité droite par exemple de saisir la pièce à ce niveau et de la faire pivoter sur le côté opposé. 48 heures après, la pièce était rendue sans inconvénients pour la petite malade.

OBSERVATION VI. — *Un râtelier en platine.*

Le malade, M. H., âgé de 56 ans, avale en juin 1910 pendant son sommeil, son râtelier oublié la nuit dans sa bouche. Il est brusquement réveillé par une douleur très vive rétro-laryngée. Il ne doute pas qu'il

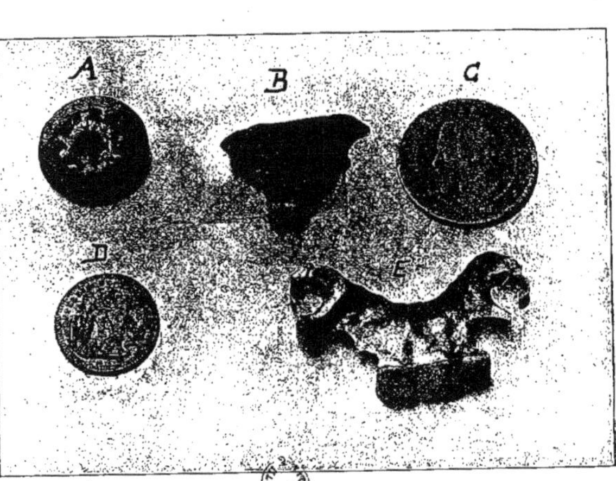

A, B, C, D, E : corps étrangers énumérés dans l'ordre de l'observation. A, sifflet ; B, râtelier à une dent, en ébonite ; C, une pièce de 0,10 centimes ; D, une fausse pièce de 20 francs ; E, râtelier à 4 dents, en platine.

ait avalé son râtelier, et mande en toute hâte le Dr Tournant (de Compiègne) qui l'adresse le lendemain au Dr Pauchet pour œsophagotomie externe.

La radiographie ne fournit pas de détails suffisants, mais le sujet ne veut plus attendre et me prie de procéder au plus vite à l'extraction de son corps étranger. Dans la soirée, avec l'aide du Dr Brohan, nous administrons le chloroforme au sujet, cocaïnons le pharinx, et aussitôt que l'anesthésie est obtenue, nous pénétrons avec un tube de 13 millimètres. Quel n'est pas notre étonnement, en arrivant devant la bouche œsophagienne, d'apercevoir une petite surface blanche nacrée, c'est une dent dans une immobilité complète ; nous nous en apercevons aux premières prises. Il semble qu'à ce niveau, à cause du voisinage du sphincter, la contracture soit plus violente ; nous cocaïnons largement pendant 1/4 d'heure et successivement apparaissent les différentes parties de l'extrémité supérieure du râtelier ; à droite on aperçoit très clairement les détails d'un crochet. C'est là que nous faisons notre prise ; le corps ne cède pas ; nous attendons plusieurs minutes, la pince harponnant le corps, attendant qu'il veuille bien céder, ce qu'il se décide à faire. Le lendemain le sujet quittait la clinique sans dommage aucun, après nous avoir généreusement fait présent de son râtelier.

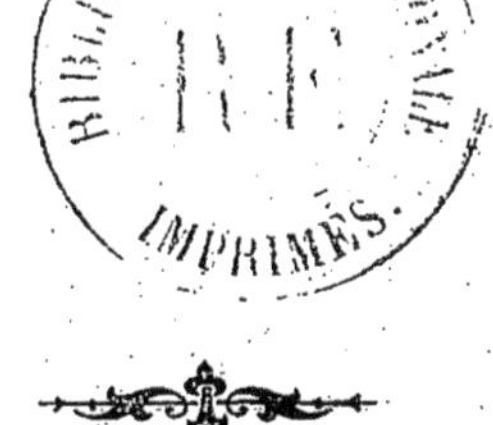

33

www.ingramcontent.com/pod-product-compliance
Ingram Content Group UK Ltd.
Pitfield, Milton Keynes, MK11 3LW, UK
UKHW020201080726
13614UKWH00006B/2597